OBSERVATIONS

SUR

LES MALADIES DES YEUX.

PAR L. F. GONDRET,

Docteur en médecine de la Faculté de Paris, médecin consultant de l'institution royale des Jeunes-Aveugles, médecin des dispensaires de la Société philantropique, médecin près le tribunal de première instance, membre du Cercle médical, etc.

> Si quid novisti rectius istis,
> Candidus imperti ;
> Si non, his utere mecum.
> Hor. Epit. vj.

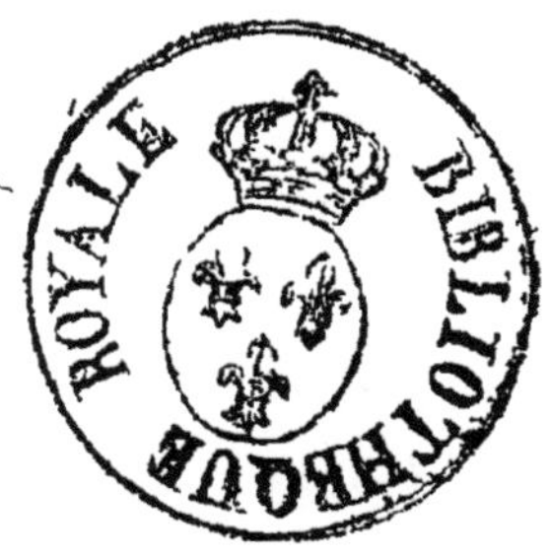

A PARIS,

CHEZ L'AUTEUR RUE SAINT-HONORÉ N° 367.
ET CHEZ CREVOT, libraire, rue de l'École de Médecine N° 3.
près celle de la Harpe.

1823.

NOTE

PRÉLIMINAIRE.

Je me propose depuis trois ans de publier de nouvelles éditions de mes opuscules sur l'emploi du feu en médecine, sur l'usage de la pommade ammoniacale et les effets de la pression atmosphérique; je dois y joindre le résultat d'expériences et d'observations qui me sont propres, sur l'application thérapeutique de l'électricité; mais le temps que je consacre à la pratique ne me laisse que peu de loisir pour m'adonner à la rédaction; malgré mon vif désir d'atteindre ce but, il pourrait se passer encore plusieurs mois avant qu'il me fût possible de publier mon ouvrage, et de le présenter d'une manière digne de l'accueil dont les premières productions ont été honorées.

Ces motifs me déterminent à ne pas différer la publication des épreuves que j'ai faites de la pommade ammoniacale, dans les différentes maladies des yeux. L'énergie de ce moyen avertit assez le médecin de la circonspection avec laquelle il convient d'en user. Je ne l'ai employé sur les malades qu'après en avoir fait pendant long-temps des essais sur moi-même. Privés d'une certaine quantité de cils par suite de la petite vérole que j'eus à l'âge de deux ans, depuis cette époque, mes yeux ont toujours été sensibles à l'impression du vent, et des corpuscules qui voltigent dans l'air ; ils étaient un peu affaiblis et irrités, il y a plusieurs années, par des veilles et des insomnies ; je les ai notablement fortifiés par ce remède, et ils sont à présent dans l'état naturel, abstraction faite des inconvéniens qui résultent de la perte des cils.

D'après les effets que j'avais éprouvés personnellement de ce remède, je m'en suis servi pour combattre ;

1°. La goutte screine.

2°. Les taies.

3°. Les engorgemens lents des paupières.

4°. L'œdème de ces parties.

5°. Les cataractes commençantes.

6°. Les suffusions sanguines.

7°. Les inflammations aiguës et chroniques des diverses membranes de l'œil. Toutefois, je ne l'ai point dirigé contre l'ophtalmie d'Egypte qui ne s'est point offerte à mon observation, et il est sans doute d'autres cas pathologiquesanalog ues que ma pratique ne m'a pas mis à même de rencontrer.

Je tire de mon recueil d'observations quinze exemples qui mettront les amis de la science à même de juger de la méthode de traitement que j'ai suivie. Comme il arrive toutes les fois qu'on cherche des remèdes propres à dompter des maladies souvent rébelles aux moyens ordinaires, je n'ai obtenu des succès bien évidens, qu'après avoir fait subir à ce traitement les modifications que semblaient exiger le tempérament, l'âge, le sexe et toutes les autres circonstances individuelles ; ainsi, je gradue l'activité de la pommade ammoniacale, en raison des différens cas qui s'offrent à mon observation. Lorsque je m'en sers pour cautériser le sinciput, j'en répète plus ou moins les applications, dans le but d'entretenir la plaie, qui montre toujours une tendance remarquable à la cicatrisation. Selon que la suppuration me paraît plus ou moins abondante, j'emploie d'autres agens qui sans causer autant de douleur, maintiennent l'irritation au degré convenable. Je crois inutile d'entrer dans des détails minutieux à ce sujet ; les praticiens n'en ont pas besoin, et cela aurait peut-être l'inconvénient d'engager d'autres personnes à faire sur elles-mêmes des essais qui pourraient ne pas être heureux, l'expérience étant indispensable dans tout ce qui fait partie de l'art de guérir; enfin je ne néglige aucun des moyens généraux qui me paraissent devoir accompagner et seconder l'emploi du traitement local.

Ces éclaircissemens ont prouvé, je l'espère, que si, pour ne pas donner une étendue fatigante à mes observations, j'en avais écarté tout ce qui n'avait point une importance réelle, je ne m'étais cependant pas contenté d'une méthode routinière et banale pour traiter des affections différentes les unes des autres.

OBSERVATIONS

SUR

LES MALADIES DES YEUX.

PREMIÈRE OBSERVATION.

Cécité par suite d'Ophtalmie chronique.

Monsieur l'abbé de Castillon, ancien grand vicaire et aumônier de la cour, âgé de soixante-douze ans, vint me consulter sur l'état de ses yeux, il y a environ un an ; il ne pouvait ni lire, ni écrire, et avait beaucoup de peine à se conduire. Sa maladie datait de cinq ans, et paraissait avoir eu pour principe la petite vérole qu'il eut à l'âge de six ans, et après laquelle il fut aveugle pendant six mois. En recouvrant la vue, il était resté myope.

La vue de M. de Castillon s'affaiblissait par les veilles et par les progrès de l'âge, lorsqu'à son retour d'Italie en France, en 1817, il fut affecté d'une ophtalmie très-intense. Malgré différens traitemens, ses yeux ont été constamment malades depuis cette époque. Voici quel était leur état, au moment où il me consulta pour la première fois.

Hypertrophie remarquable des deux yeux et des paupières; le bord libre des paupières était ulcéré, continuellement enduit d'une humeur concrète jaune, et abreuvé, soit de larmes, soit de fluides muqueux. Il existait, vers le grand angle de l'œil gauche, une tumeur grosse comme un petit pois qui, pressée plusieurs fois par jour par le malade, versait dans l'œil un liquide visqueux. Quand le malade restait à l'air libre, ses joues étaient inondées des liquides qui découlaient de ses yeux. La lumière du jour et plus encore celle des bougies et de la chandelle produisaient sur lui une sensation très-pénible. La flamme lui paraissait blanche. La conjonctive et la cornée ne présentaient d'autre aspect que celui d'un lacis de vaisseaux blancs, parsemé de quelques vaisseaux rouges. On ne distinguait que très-difficilement le tissu de la cornée, et l'on ne pouvait comprendre comment il restait à M. de Castillon, assez de vision, pour qu'il pût parcourir seul de petites distances dans les rues.

Je conseillai la cautérisation de la tête, mais un avis contraire prévalut. Je bornai le traitement à un vésicatoire derrière le cou, moyen bien faible contre une maladie aussi grave. La vue s'améliora un peu, mais au mois de septembre elle s'affaiblit de nouveau ; alors M. l'abbé de Castillon ne pouvant plus absolument se diriger, revint me consulter. Il rejeta de nouveau la proposition que je lui fis d'établir un exutoire à la tête. A défaut d'autre ressource, et malgré l'extrême sensibilité des yeux et des paupières, j'essayai l'application d'une petite quantité de pommade ammoniacale sur ces dernières. J'enlevai promptement le topique par des injections, et le malade se crut soulagé de la pesanteur et des cuissons qu'il éprouvait habituellement dans les yeux. Encouragé par l'issue de cette tentative, je continuai l'usage du même moyen. Au bout de quinze jours, M. de Castillon se conduisait seul sans une grande difficulté ; il gagnait, me disait-il, chaque jour, pendant un mois de ce traitement, et pût enfin lire quelques lignes formées en gros caractères ; alors je commençai seulement à voir le centre de la cornée. Environ un mois plus tard, je reconnus dans l'œil gauche le cercle très-étroit de la pupille. A cette époque, les yeux avaient un peu perdu de leur volume extraordinaire : les larmes, les mucosités, et l'humeur de Meibomius étaient beaucoup moins abondantes. Les choses allaient de mieux en mieux, mais par des degrés très-lents, lorsqu'au mois de février dernier M. de Castillon consentit à la cautérisation de la tête. Il avait eu chez moi des occasions de reconnaître l'innocuité et les avantages de ce trai-

tement, sur plusieurs malades. Il avait particuliè-
rement été encouragé à prendre ce parti par
madame la comtesse de Montchenu, qui, dans un
âge avancé, s'était décidée à subir ce traitement
pour recouvrer la vue de l'œil gauche. Peu de
jours après l'établissement d'une plaie au sinciput, et toujours sous l'influence du collyre ammoniacal, les deux cornées étaient un peu plus
visibles, quoique dans un état fort éloigné de celui
qui leur était naturel ; je distinguai la pupille de
l'œil droit.

Le 20 juin 1823, les yeux sont presqu'entièrement rentrés dans leurs orbites. Les excrétions de
liquides sont nulles pour l'œil gauche, et consi-
dérablement diminuées dans le droit. La tumeur
de l'angle de l'œil droit est entièrement dissipée.
Les cornées et les pupilles se dessinent davantage;
Les premières sont encore entourées d'un cercle
blanc ; les progrès sont lents, mais se succèdent
sans interruption. Actuellement M. l'abbé de Castillon peut lire des ouvrages imprimés en caractères moyens, et écrire plusieurs pages de suite,
qu'il a la faculté de relire. Je lui recommande
toutefois de n'user de la vision pour ces sortes
d'exercices, que dans l'absolue nécessité. Je ne
puis encore déterminer l'époque où il sera convenable de terminer ce traitement.

Les divers changemens opérés dans les yeux de

M. l'abbé de Castillon ont été souvent l'objet de
l'examen de MM. les docteurs Rahn de Goettin-
gen, Newbourg, Lafisse, Devèze et Sellier.

DEUXIÈME OBSERVATION.

Autre cécité par suite d'Ophtalmie chronique.

La femme Sara, âgée de trente-huit ans, est
d'une constitution qui, assez bonne dans l'origine,
est depuis long-temps affaiblie.

A l'âge de huit ans, le jour trop fameux dans
nos annales, du 10 août 1792, elle fut saisie par
un homme qui la jeta sur un tombereau rempli
des membres palpitans des gardes-suisses qui ve-
naient d'être massacrés. Frappée de terreur, elle
sauta dans la rue, monta, presque sans y voir,
trois étages, et s'évanouit sur le pallier de sa
chambre. Elle eut aussitôt tous les symptômes
d'une inflammation du cerveau et des yeux, qui
se termina par la perte de la vision de l'œil droit.
Aujourd'hui, 22 septembre 1821, la cornée de cet
organe est d'une couleur bleu-foncée qui ne permet
pas d'apercevoir la pupille. La partie inférieure de
la cornée présente une tache blanche du diamètre
de trois lignes environ.

Depuis un grand nombre d'années et probablement par suite de la catastrophe dont elle avait tant souffert, Mme Sara avait une telle susceptibilité dans tous les organes sensitifs. que le bruit, les odeurs et les impressions morales peu intenses, lui causaient une syncope.

Depuis dix ans, la malade éprouvait en outre habituellement des douleurs de poitrine, de l'étouffement, des aigreurs, et des digestions difficiles. Ces derniers symptômes ont presqu'entièrement disparu depuis près d'un an; mais la maladie, ou sa cause, n'a fait que changer de siége. A chaque époque menstruelle, l'œil gauche est affecté d'une inflammation qui se dissipe insensiblement au bout de huit à quinze jours, mais en laissant l'organe de plus en plus affaibli.

22 septembre 1821. M. le docteur Lafisse m'adresse cette malade dans le onzième mois de son affection. Elle ne peut ni lire, ni travailler, ni se diriger dans les rues. Elle éprouve presque constamment de la somnolence, des étourdissemens, et beaucoup de pesanteur à la tête.

L'œil droit est dans l'état que nous avons décrit. La malade ne peut s'en servir pour diriger sa marche au dehors.

OEil gauche. La conjonctive est affectée d'une rougeur très-vive et d'un léger chemosis. La cornée est grise, trouble, et présente, à son centre, une taie peu opaque, d'une ligne de diamètre. La pupille est étroite et peu mobile. Douleurs lancinantes dans toutes les parties de l'œil. Vision nulle.

Une ventouse scarifiée, placée sur le trajet de la suture lambdoïde, fait sortir une demi-once de sang; les douleurs de la tête et des yeux diminuent sensiblement, mais sans amélioration de la vue.

23 septembre 1821. Apparition des règles, qui n'efface pas l'amendement de la veille. Cette période se passe sans l'accroissement accoutumé des symptômes.

29 septembre. Cautérisation sincipitale au moyen de la pommade ammoniacale. Vésication formée de la même manière à la région du sacrum.

7 octobre. Les douleurs de la tête et des yeux ont cessé. La rougeur de la conjonctive s'est dissipée, la taie est moins sensible, et la vision est assez bien rétablie pour que la malade puisse lire et coudre.

10 octobre. L'albugo est plus apparent. La malade n'entretient pas la plaie du sacrum, comme je le lui avais recommandé.

11 octobre. La vision est un peu trouble, elle devient plus nette après l'application du collyre ammoniacal.

12, 13 octobre. La cornée est obscurcie par une espèce de nuage blanc, la vision est confuse et la malade ne peut se conduire seule. Douleurs lancinantes qu'une ventouse scarifiée dissipe, mais

seulement pour une heure. Tête pesante et dou-
loureuse.

18 octobre. Les règles paraissent, tous les
symptômes acquièrent de l'intensité ; retour du
chemosis, vision nulle, insomnie complète. Des
ventouses légèrement scarifiées à la partie postérieure de la tête et du cou, et des ventouses
sèches fréquemment appliquées à la partie interne des cuisses, produisent des momens de
calme. La plaie sincipitale n'est pansée qu'avec
du beurre.

25. Les règles sont terminées après avoir coulé
un peu plus que de coutume ; à l'exception des douleurs de tête et de l'œil, qui sont un peu calmées,
les symptômes subsistent avec la même intensité
que le 18 ; la plaie sincipitale est cicatrisée. Il
fallait recommencer le traitement dans une mesure
d'énergie proportionnée à la violence du mal ;
dans ce but, je devais non-seulement opposer
des moyens locaux à l'affection de l'encéphale
et de l'œil, mais en employer aussi d'indirects
contre l'origine secondaire de l'ophtalmie. Selon
toutes les probabilités, cette altération dépendait
de l'action d'un courant sanguin qui avait lieu de
l'utérus vers la tête. Afin de remplir cette double
indication qui avait déjà motivé, d'après mon ju-
gement sur la maladie, l'établissement d'un exutoire au sinciput, et d'un autre au sacrum, je ré-

solus de cautériser de nouveau la région sincipitale, et d'établir à chaque jambe un point d'irritation et de suppuration derrière la tête du péroné. Sur ces deux points, j'eus l'assentiment de mon ami le docteur Lafisse. La malade qui, sans l'avoir espéré, s'était trouvée mieux pendant quelque temps, ne fut pas effrayée de mes propositions ; elle préféra même à la pommade ammoniacale, la cautérisation avec le cuivre incandescent. En effet, la douleur que cause cette pommade appliquée sur la tête se faisant sentir pendant vingt minutes au moins, et celle que procure l'autre agent ne durant que deux secondes, c'est-à-dire quatre cents fois moins, plusieurs malades optent pour la douleur qui est la plus courte, quoique la plus intense.

25 octobre, cautérisation à la tête. Vésication derrière l'extrémité supérieure du péroné.

26 octobre, la malade qui, depuis plus de dix jours n'avait pu dormir, a joui d'un sommeil naturel, bien qu'elle eût éprouvé une forte contrariété dans le cours de la journée.

27, amélioration marquée. L'inflammation est dissipée, la vision est rétablie.

3 novembre, céphalalgie que dissipent immédiatement l'application d'une ventouse scarifiée derrière le cou, et l'évacuation d'une demi-once de sang.

Du 9 au 13 novembre, légers symptômes d'inflammation qui troublent fort peu la vision. Il suffit pour les dissiper du collyre ammoniacal, et de ventouses très-peu scarifiées. L'amélioration s'est soutenue constamment depuis, à quelques variations près, et il n'a pas fallu employer d'autres remèdes que de légères émissions sanguines. et le collyre ammoniacal sur les paupières.

Mai 1823, le cautère sincipital et les plaies des jambes ont été supprimés, l'un au bout de trois mois, les autres seulement après l'espace de six mois. Depuis un an, le collyre ammoniacal n'a été nécessaire que cinq ou six fois.

L'œil gauche est sain, vif; on ne voit au centre de la cornée qu'un point imperceptible d'albugo, la vision est parfaite.

Œil droit. Il est plus vif qu'il n'était, la tache blanche a diminué dans toutes ses dimensions, On n'aperçoit pas la pupille, mais, au rapport de la malade, la vision a fait assez de progrès pour qu'avec son aide seule, elle puisse se conduire.

A partir du commencement du traitement, la malade a perdu cette susceptibilité si marquée à l'occasion du bruit, des corpuscules odorans et des impressions morales; elle n'éprouve plus de syncopes.

Cette femme offrait à un très-haut degré, les

symptômes qui selon l'opinion générale des médecins, présentaient le plus de chances défavorables à la cautérisation sincipitale. Cependant, ce moyen n'a eu que des avantages réels sans aucun inconvénient, quoique j'en aie fait usage avec une grande énergie.

TROISIÈME OBSERVATION.

Cécité par suite d'Ophtalmie scrophuleuse et syphilitique.

A. ***, âgée de cinq ans, est affectée depuis plus de deux ans, d'ophtalmie, et de cécité complète. Les paupières, les conjonctives sont très-enflammées ; la malade ne peut ni ouvrir les yeux, ni supporter la lumière.

Toutes les parties extérieures du corps présentent des traces de l'existence des virus syphilitique et scrophuleux. Les glandes cervicales, axillaires, et inguinales, sont engorgées ; les aines et les bras offrent des ulcères profonds, à bords tranchés, mais l'habitude du corps n'est pas aussi altérée que sembleraient l'annoncer les complications et l'ancienneté de la maladie.

Toutes ces altérations résistent depuis long-temps au traitement antiphlogistique, auquel on a réuni les antiscrophuleux et les antisyphilitiques.

Ayant soumis l'enfant à l'examen de mes amis les docteurs Newbourg et Lafisse, il fut arrêté qu'un séton qui existait depuis long-temps à la nuque serait remplacé par la cautérisation sincipitale, et qu'on reprendrait l'usage des remèdes antisyphilitiques.

La tisane de salsepareille, trente grains de sublimé, et de nombreuses frictions mercurielles, n'amenèrent aucun changement dans les symptômes vénériens. Cependant la plaie sincipitale produisit son effet ordinaire, l'ophtalmie diminua graduellement ; dans l'espace d'un mois, la malade fut mise en état de supporter la lumière, et de se conduire. On vit alors les cornées couvertes d'un albugo très-prononcé. J'associai au traitement le collyre ammoniacal appliqué sur les paupières. Beaucoup de causes occasionelles étaient propres à entraver le traitement et à entretenir la maladie ; telles étaient une habitation humide, étroite, mal éclairée, une nourriture peu saine, etc.

Dans une réunion des médecins susnommés, où il fut reconnu que l'usage des mercuriaux ne modifiait nullement l'état des glandes et des ulcères, je proposai de faire sur le bord de ces derniers, et sur les engorgemens glanduleux, des frictions légères de pommade ammoniacale. J'étais ainsi parvenu à résoudre complètement des

bubons qui malgré le traitement antisyphilitique, avaient passé à un état d'induration très-
marqué. On adopta mon avis. Je plaçai la malade au premier dispensaire de la société philantropique, afin de lui faire donner les médica-
mens dont elle pouvait avoir besoin, et pour la
soumettre à l'observation des médecins de cet établissement.

Sous l'influence de ces frictions, les ulcères
perdirent insensiblement de leur étendue, et re-
vêtirent l'aspect des plaies ordinaires; mais il ne
fallut pas moins d'un an pour les voir disparaître
complétement.

Juin 1823, la plaie sincipitale est entretenue
depuis dix-huit mois, sur une surfarce peu étendue. L'ophtalmie est entièrement dissipée, les
taies diminuent d'épaisseur; dans l'un des yeux,
l'albugo très-épais s'était comme partagé en cinq
parties qui occupaient toute la cornée; il n'en
reste plus que trois. La vision s'exécute d'une manière bien supérieure à ce qu'on pourrait croire
lorsqu'on examine les taies, qui ne permettent
pas encore de bien distinguer les pupilles. La
santé de cette jeune fille est très-bonne.

QUATRIÈME OBSERVATION.

Goutte Sereine.

Madame de***, est issue de parens maternels dont la vue était très-faible. Elle me fut adressée en janvier 1822, par MM. les Médecins du 5ᵐᵉ. dispensaire de la Société philantropique. Il y a seize ans que fatigués par des travaux d'aiguille continuels, ses yeux voyaient les objets doubles. Dans cet intervalle, elle eut un enfant qu'elle perdit six semaines après sa naissance ; il se fit alors par les yeux, un écoulement considérable d'un fluide séreux.

Les conjonctives sont ternes, les cornées sont à peine transparentes, les pupilles étroites, peu mobiles.

La malade voit les objets doubles, et environnés d'un nuage d'autant plus épais qu'ils sont exposés à une lumière plus éclatante ; elle ne peut ni lire, ni coudre sans une extrême difficulté. Ses yeux sont douloureux ; il y a céphalalgie continuelle depuis plusieurs années ; enfin vers l'époque menstruelle, ou lorsqu'il y a constipation, la malade voit à peine assez pour se conduire.

13 janvier 1822. Cautérisation sincipitale au moyen de la pommade ammoniacale. Application du collyre sur les paupières.

1er. février. Les cornées sont entièrement diaphanes ; l'iris est plus apparente et plus mobile qu'auparavant ; la vision est bonne, et les objets sont vus tels qu'ils sont. La malade ne pouvant venir assez souvent recevoir mes conseils, entretient la plaie avec le plus de soin possible, au moyen de la pommade ammoniacale mélangée avec deux, trois ou quatre parties de beurre. Elle remarque que sa vue est d'autant plus parfaite que la suppuration est mieux entretenue. Pour assurer la durée de l'exutoire, je l'anime quelquefois avec un très-petit fragment de potasse caustique. L'usage du collyre ammoniacal est continué.

20 mai 1823. Maintenant la malade peut très-facilement se diriger, travailler à l'aiguille, et écrire ; elle éprouve encore mais rarement, la sensation instantanée d'un léger nuage.

CINQUIÈME OBSERVATION.

Goutte Sereine ; paralysie de la paupière supérieure.

La femme Chevinot, âgée de quarante ans, d'une bonne constitution, mère de sept enfans, a long-temps habité un local humide.

Vers le milieu d'avril 1820, elle reçut de la hauteur de six pieds, sur le sommet de la tête, une grosse tringle de fer qui servait à soutenir des rideaux. Depuis ce moment, une céphalalgie continuelle la tourmenta. Dans le mois d'août 1820, l'œil droit fut atteint de strabisme, de vives douleurs, et d'un affaiblissement de la vue.

Le 17 août 1820, la malade s'étant rendue à la consultation de l'hôpital de Saint-Antoine, on lui prescrivit des sangsues aux cuisses, des pédiluves irritans, et un vésicatoire au cou. Les symptômes persistèrent, mais avec moins d'intensité.

Février 1821. Le strabisme de l'œil droit se dissipe, et s'établit à l'œil gauche; frappée en même-temps de paralysie, la paupière supérieure recouvre complètement cet organe. La malade fait de vains efforts pour la relever.

Fin d'avril 1821. Cette malade m'est adressée par MM. les docteurs Ratheau, Bourgeoise, Camille Piron et Hervez de Chégoin, mes collègues des dispensaires de la Société philantropique.

La tête et les yeux sont constamment douloureux et pesans; ceux-ci présentent une couleur terne. A l'œil droit, la pupille presqu'immobile est médiocrement dilatée. La vision est suffisante pour que la malade puisse se conduire, et s'adonner aux soins de son ménage ; cette faculté s'affaiblit par momens, et en outre, la sensation de petites tâches noires la gêne constamment. En soulevant la paupière, on voit à l'œil gauche, une pupille très-dilatée et peu mobile. L'action de cet œil, qu'elle s'exerce isolément, ou conjointement avec celle de son congénère, provoque de l'étourdissement, avec une douleur plus intense de la tête et des yeux. La malade voit moins bien quand elle se sert de ces deux organes à la fois, que lorsqu'elle fait usage de l'œil droit seulement.

Le vésicatoire de la nuque avait été converti en un séton. Le 7 mai 1821, je supprime le séton, comme remède presque nul dans les affections chroniques de la tête ; cautérisation sincipitale au moyen de la pommade ammoniacale, ventouses légèrement scarifiées, derrière le cou.

10 mai. Amendement notable des douleurs de tête et des yeux. Les conjonctives et les cornées sont plus nettes. La malade voit plus distinctement de l'œil droit. L'intensité des douleurs de tête coïncidant avec la diminution du flux menstruel, j'établis à l'aide de la pommade ammoniacale un petit vésicatoire à la région supérieure du sacrum, afin d'arrêter le courant sanguin qui pouvait avoir lieu de l'utérus à la tête ; cette médication avait un second motif, dans l'existence d'une leucorrhée abondante et ancienné. Au moyen d'une cuve de volta de 30 plateaux, j'introduis un courant électrique entre le nerf surcilier droit, et le gauche ; la malade perçoit des étincelles dans les deux yeux, et voit les objets plus distinctement.

15 mai. Absence complète de la céphalalgie; la malade m'avertit que la paupière gauche se contracte, et que pendant de courts intervalles, la vision se fait par le concours des deux yeux, sans étourdissement, sans trouble de la vue; la pupille de l'œil gauche est moins dilatée qu'elle n'était.

28 mai. Les yeux sont devenus très-clairs; la mydriase de l'œil gauche subsiste à un degré moindre; la paupière de cet œil, toujours abaissée quand la malade vient me voir, se relève assez souvent, selon son rapport. La leucorrhée est beaucoup moins abondante. On supprime la plaie de la région du sacrum.

L'électricité voltaïque, le collyre ammoniacal, quelques ventouses scarifiées étant administrées de temps à autre, la malade a recouvré complétement la vision, dans le cours de quelques mois. Je supprimai la plaie sincipitale. Tous les symptômes en un mot ont disparu; la paralysie de la paupière supérieure de l'œil gauche, la mydriase, l'amaurose, ainsi que les étourdissemens, les brouillards, et la céphalalgie.

En novembre 1822, il survint sans cause occasionelle appréciable, plusieurs syncopes assez longues, qui, pouvant être rapportées à l'ancienne affection du cerveau, me déterminèrent à rétablir la plaie du sinciput, mais en lui donnant moins d'étendue; depuis ce moment, la malade a constamment joui d'une parfaite santé.

Cette femme étant hors d'état de fournir à sa subsistance et à celle de ses enfans, trouvait à peine le temps de venir chez moi; sa position, sous tous les rapports, était on ne peut plus fâcheuse. Elle en sortit, grace à mademoiselle Justine de Juigné qui lui donna un asyle dans sa maison, et lui accorda tout le temps nécessaire pour recevoir mes soins.

SIXIÈME OBSERVATION.

Goutte Sereine avec l'image de filamens.

M. Baudoy, âgé de 52 ans, d'une constitution qui l'a fait pendant long-temps résister aux fatigues de la guerre, est affecté depuis cinq ans, d'une maladie des yeux assez remarquable. Ces organes sont grands, bons en apparence, la pupille est un peu dilatée, et n'offre pas de mouvemens très-étendus. Le malade éprouve des picotemens et des tiraillemens convulsifs dans les yeux depuis le mois d'octobre 1817; des flocons de neige et des fils, analogues à ceux des araignées, lui semblent continuellement se placer entre ses yeux, et les différens corps. Ces flocons sont accompagnés de globes, tantôt opaques, tantôt lumineux. Les premiers corps s'évanouissent, et sont remplacés dans l'œil droit par une sorte de triangle rectangle, dont le sommet est placé supérieurement. Les côtés du triangle sont opaques, et ont environ une ligne d'épaisseur. L'espace compris entre eux est nébuleux, et paraît séparé de l'œil par des globes opaques. L'œil gauche éprouve la sensation de deux branches, d'une ligne d'épaisseur, séparées en bas par un intervalle de trois lignes, s'élevant en se rapprochant l'une de l'autre, et se réunissant à sept lignes de hauteur, en forme de pyramide. Le malade ne peut plus ni lire ni écrire; il a de la peine à se conduire, et ne distingue pas les personnes, quand le ciel est nébuleux.

(17 novembre 1821, cautérisation sincipitale avec la pommade ammoniacale. 19, la vue est moins trouble; une céphalalgie assez intense s'est manifestée. Elle a bientôt cédé à l'application des ventouses scarifiées derrière le cou, et à l'évacuation d'une once et demie de sang.

1er octobre. Les lignes des figures perçues par les yeux ont moins d'épaisseur; les globes et les filamens ont perdu beaucoup de leurs dimensions. Le malade commence à lire et à écrire.

Décembre 1821. Le malade écrit plus facilement encore.

Novembre 1822. La vision s'est affermie ; l'œil supporte la lecture. Les figures subsistent toujours, mais leur volume et leur étendue ont beaucoup diminué.

SEPTIÈME OBSERVATION.

Autre Goutte Sereine.

Jean Faucher, tailleur de profession, âgé de trente ans, est né à Limoges d'un père qui avait la vue faible. Depuis six ans il éprouve des douleurs au sinciput, et il lui semble ne voir les objets qu'à travers un nuage. Il y a trois ans que douze à quinze minutes de lecture, d'écriture ou de travail d'aiguille, suffisent pour lui faire perdre entièrement la vue, qu'il recouvre bientôt par le repos, et en dirigeant ses yeux en haut. Il voit à peine assez pour se conduire, surtout le soir ; depuis environ un mois il ne peut ni lire, ni écrire.

4 avril 1822. Ce malade m'est adressé par M. Lemaire, chirurgien-dentiste. Les yeux sont un peu ternes ; du reste, ils paraissent être à l'extérieur dans leur état naturel.

Cautérisation sincipitale au moyen de la pommade ammoniacale ; application sur les paupières, du même remède. Immédiatement après, la vision est meilleure.

7 avril. M. Faucher lit et écrit facilement.

8 avril. La vue n'est pas aussi bonne que la veille; l'application du collyre ammoniacal lui rend de l'énergie.

15 avril. Depuis plusieurs jours la vue est constamment bonne; le malade écrit et lit facilement.

8 mai. Le malade n'a plus de céphalalgie depuis que la plaie suppure. Les objets ne lui paraissent plus couverts d'un brouillard. N'ayant pas le moyen de subsister à Paris, il est obligé de partir pour Nevers, où est sa femme.

HUITIÈME OBSERVATION.

Amaurose incomplète de l'œil droit, et Staphylôme ulcéré de l'œil gauche.

M*** contracta, dans le mois de juin 1822, une gonorrhée syphilitique. Trois semaines après il s'exposa au froid humide, en couchant la fenêtre ouverte. Il survint alors une ophtalmie du côté gauche. L'écoulement blennorrhagique continuait : on attribua l'ophtalmie au virus qui avait produit la blennorrhagie. Dans l'espace de quatre mois, il se forma un staphylôme au tiers supérieur de la cornée. Le diamètre transversal de cette tumeur était de trois à quatre lignes ; deux lignes et demie seulement constituaient le diamètre vertical ; d'autres parties de la cornée étaient ulcérées, les paupières enflammées, et la supérieure très-relevée, à cause de la saillie du staphylôme ; enfin l'œil était dans un état d'atrophie très-sensible. Un chirurgien, justement célèbre, combattit la maladie par un traitement antisyphilitique ; tous les jours on insufflait du calomélas dans l'œil ; dans l'espáce de trois mois, M*** prit quatre-vingts grains de deutochlorure de mercure. Le malade consulta un autre chirurgien, d'une réputation non moins honorable. Celui-ci craignant la dégénérescence cancéreuse, proposa d'évacuer les humeurs de l'œil par une incision.

Depuis l'accident arrivé a l'œil gauche, l'œil droit naturellement faible, était le siége de douleurs profondes. Il s'était affaibli au point que le malade ne pouvait plus lire pendant quelques instans, sans être forcé par les douleurs de suspendre cet exercice ; la pupille de cet organe était très-dilatée, peu mobile ; il n'y avait à l'extérieur aucun indice d'inflammation.

C'est dans cet état que M*** vient me consulter ; comme au moment de l'invasion de l'ophtalmic l'écoulement syphilitique avait continué de suivre sa marche ordinaire, je ne le regardai pas comme la cause de la maladie que j'avais à combattre. J'attribuai cette dernière à l'imprudence que le malade avait commise, en passant la nuit dans une chambre non fermée à l'air extérieur. J'avais d'ailleurs traité depuis peu de temps des ophtalmies qui n'avaient pas eu d'autre origine. Au reste, que mon opinion fût fondée ou non, le traitement antisyphilitique ayant échoué bien qu'il eût été complet, j'adoptai l'usage des moyens dérivatifs, comme principale base de mon traitement ; il avait pour objet de dissiper l'amaurose incomplète de l'œil droit, et d'améliorer s'il était possible, l'état de l'œil gauche. La cautérisation sincipitale fut pratiquée au moyen de la pommade ammoniacale. J'étendis chaque jour sur les paupières, le collyre ammoniacal, et je fis même trois ou quatre fois l'application de ce dernier remède sur le staphylôme ; au bout de quinze jours, cette tumeur et les ulcères de la cornée s'étaient entièrement dissipés ; la cornée avait une teinte blanchâtre dans presque toute son étendue. La place qu'avait occupée le staphylôme était un peu brune et permettait l'introduction de quelques rayons lumineux. Peu à peu la cornée prit une couleur légèrement bleuâtre, et l'œil revint à son volume naturel.

Avril 1823, l'œil droit est entièrement rétabli, aucune douleur ne s'y fait plus sentir. La pupille est mobile, sans mydriase, et la vision assez bonne pour que M*** puisse lire et écrire plusieurs heures de suite.

La couleur bleuâtre de l'œil gauche est trop prononcée pour que l'on distingue l'iris ; cependant avec cet œil seul, M*** perçoit la lumière et les couleurs, à de très-petites distances.

NEUVIÈME OBSERVATION.

Autre Goutte Sereine.

La femme Kegelmayer demeurant à Arcis-sur-Aube, eut la partie postérieure de la tête fortement contuse, par les marches d'un escalier de pierre dans lequel elle tomba.

Avril 1821. Après cette chute, la malade ressentit, pendant quinze jours, une céphalalgie violente, avec fièvre continue. Au bout d'un mois (mai 1821), elle éprouva dans l'œil droit la sensation d'un brouillard et d'un corps étranger, et le lendemain l'œil gauche était affecté de la même manière ; dans l'espace de quinze jours, la femme Kegelmayer devint complétement aveugle.

Elle fut admise à l'hôpital de la Charité le 5 mars 1822.

Le 6, saignée de pied. Le 7, cautérisations aux bosses pariétales. Trois semaines après, application de sinapismes aux pieds, et de dix sangsues derrière les oreilles.

Le 13 avril, après trente-huit jours de séjour à l'hôpital, la malade sort dans le même état de cécité.

Le 17 avril, elle se présente chez moi.

La conjonctive et la cornée sont dans l'état sain, la pupille est mobile. La maladie paraît être une amaurose complète. Le seul changement que le traitement ait produit, consiste dans la diminution des douleurs de tête.

Ma première pensée fut que les moyens thérapeutiques n'avaient pas été employés avec assez de persévérance. En effet, peut-on se flatter de guérir en cinq semaines une maladie chronique très-grave, tant par sa nature que par sa cause? Ne pensant pas, au reste, que les effets de ce traitement eussent été nuls contre les causes matérielles de la cécité, mais, au contraire, persuadé qu'elles avaient en partie cédé à son influence, je me proposai d'adord de dissiper l'état de torpeur du système nerveux. Je fis en conséquence l'application du collyre ammoniacal. Aussitôt après, la malade distingua les objets d'une manière im-

parfaite, mais suffisante pour qu'elle pût se con‑
duire sans beaucoup de peine dans mon appar‑
tement.

Les plaies des bosses pariétales étaient cicatri‑
sées; j'en fis une nouvelle au sinciput, au moyen
de la pommade ammoniacale.

20 avril 1822, application d'un courant électri‑
que sur les yeux. Immédiatement après, la ma‑
lade distingue mieux les objets; elle se conduit
seule avec facilité; les douleurs de tête sont en‑
tièrement dissipées.

Fin de juin 1822, la vision varie peu, elle ne
perd, ni ne s'améliore sensiblement; le collyre am‑
moniacal l'affermit constamment, sans l'étendre.
La malade pouvant alors diriger son ménage partit
pour son pays, n'ayant pas assez de moyens pour
subsister à Paris. Elle m'a mandé, il y a plu‑
sieurs mois, que sa vue avait acquis un peu plus
d'étendue.

DIXIÈME OBSERVATION.

Cataracte.

M. P...., âgé de cinquante-neuf ans, d'une
bonne constitution, avec prédominance du système
nerveux, fut attaqué il y a neuf ans, après une

marche forcée , d'une fièvre intense , à laquelle se joignaient de la céphalalgie , du délire , et qui se termina par une enflure de tous les membres. Dans la convalescence , il aperçut pour la première fois un point noir qui voltigeait entre les objets , et l'œil droit. Six mois après , des nuages , précurseurs de la cataracte , se présentèrent à l'œil gauche.

Hiver de 1819 à 1820.... Pendant trente nuits , le malade sentit à la tempe droite des douleurs insupportables, qui furent suivies d'une phlegmasie de l'œil gauche. Les sangsues la firent disparaître.

Janvier 1822. Les douleurs de la tempe droite se renouvelèrent avec une intensité très-grande. Elles cédèrent à une pilule opiacée que prescrivit M. le docteur Lafisse.

3 mai 1822. M. P.... m'est adressé par l'estimable confrère que je viens de nommer. L'œil gauche , cataracté depuis quatre ans , est totalement privé de la vision. L'œil droit offre au centre du cristallin , un point grisâtre , signe caractéristique d'une cataracte commençante. Le malade peut à peine lire pendant quelque temps sans se fatiguer. Sa vue est presque nulle. La tache qu'il apercevait , il y a neuf ans à l'œil droit , est accompagnée de quelques autres ; les pupilles sont médiocrement dilatées , peu mobiles. La maladie dont M. P.... fut atteint , il y a neuf ans , me pa-

raît être la principale cause de cette affection ; ainsi, depuis cette époque, le cerveau est affecté d'une lésion qui par irradiation, a produit :

1°. L'image d'un cercle nébuleux, et la gêne de la vision dans l'œil droit ;

2°. Des filamens nombreux, et une cataracte complète du côté gauche ;

3°. Les douleurs de la tempe droite ;

4°. L'inflammation de l'œil gauche ;

5° La cataracte commençante de l'œil droit.

Les travaux de cabinet auxquels est assujéti le malade, ont dû nécessairement favoriser le développement de son état morbifique ; guidé par l'expérience que j'avais acquise des bons effets d'un traitement local dans les maladies les plus graves du cerveau, même lorsqu'elles sont congéniales, je proposai à M. P.... la cautérisation sincipitale, comme le moyen qui offrait le plus de chances favorables dans sa position. J'espérais par là borner les progrès de la cataracte de l'œil droit, et disposer les parties à ressentir l'influence des agens particuliers ou généraux, qui seraient propres à rétablir autant que possible, les organes dans leur intégrité naturelle.

4 avril 1822. Cautérisation sincipitale par la pommade ammoniacale.

22 mai. Le nuage qui paraissait couvrir le cristallin droit est moins apparent, la vision est un

peu plus énergique, les taches persistent. Un courant électrique produit au moyen d'une cuve voltaïque de trente plateaux, et dirigé entre le nerf surcilier droit et la face externe du nez, rend momentanément la vision plus nette; mais les nerfs en reçoivent un ébranlement général qui dure jusqu'au lendemain.

1er juin. L'œil est parfaitement net; la vision est de plus en plus énergique.

Juillet. Le nuage du cristallin reparaît; la vision est un peu obscurcie; la plaie sincipitale est très-superficielle, et réduite à un diamètre de trois à quatre lignes d'étendue. Je l'agrandis et la rends plus profonde, avec la pommade ammoniacale.

Août 1822. On n'aperçoit plus l'opacité du cristallin de l'œil droit; la vision est constamment forte; le blanc mat que présentait la cataracte de l'œil gauche a pris une teinte grisâtre.

Juin 1823. L'œil droit est dans l'état d'intégrité naturelle; l'image nébuleuse a perdu de ses dimensions dans tous les sens; la vision est bonne. La couleur blanc mat qu'offrait le cristallin de l'œil gauche, tire toujours de plus en plus sur le gris noir. La vision, pour cet œil, est bornée à la perception de la lumière.

ONZIÈME OBSERVATION.

Tumeurs palpébrales.

Madame Bertrand, âgée de vingt-deux ans, d'une très-bonne constitution, porte depuis deux ans et demi, à la suite d'une couche, des tumeurs dans les paupières. Elle a constamment rejeté les avis des chirurgiens qui insistaient avec raison sur la nécessité de leur extirpation. Ayant épuisé tous les autres moyens internes et externes qui lui furent indiqués par différentes personnes de l'art, elle vint me consulter le 20 avril 1822.

OEil droit....... La paupière supérieure offre à deux lignes du grand angle, une tumeur qui a quatre à cinq lignes de diamètre transversalement, et trois seulement dans les autres sens. La peau n'est pas rouge, elle n'est pas adhérente au tubercule. Lorsque la malade fait effort pour découvrir l'œil, une grande partie de sa surface est encore voilée par les paupières.

La paupière supérieure de l'œil gauche présente une tumeur semblable, du diamètre d'une ligne dans tous les sens. Les paupières inférieures sont volumineuses, et présentent des tumeurs analogues à celles des supérieures, mais plus petites. La vision est troublée de temps à autre dans les deux yeux, ce que j'attribue à l'inégalité d'action dans les deux organes, ne pouvant reconnaître aucun symptôme d'amaurose.

La malade étant d'une profession sédentaire qui a dû favoriser le développement de ces tumeurs, et s'opposer aux effets du traitement, je lui conseillai de faire tous les jours un certain exercice, afin de favoriser la transpiration. Chaque jour, j'étends sur les paupières fermées une petite quantité de pommade ammoniacale ; deux à quatre secondes après, j'enlève le topique au moyen d'injections aqueuses. Quelques larmes s'écoulent, et aussitôt la malade meut plus facilement les paupières, et distingue plus clairement les objets.

Le 13 avril, sixième jour du traitement, les tumeurs ont sensiblement diminué ; elles laissent la cornée à découvert, et la vision est parfaite. Cette application, répétée deux ou trois fois la semaine, pendant un mois, réduisit les tumeurs au tiers à peu près de leur volume, et même, celle de l'œil gauche disparut. Les paupières inférieures ont repris leur aspect ordinaire. Satisfaite du succès, la malade pendant trois à quatre mois, mit entre ses visites huit à douze jours d'intervalle. Aujourd'hui la tumeur droite est réduite à un petit tubercule d'une ligne dans tous les sens. Du reste, il n'existe aucune difformité.

DOUZIÈME OBSERVATION.

Cécité par suite de Taies.

M. Cossard, ébéniste, âgé de cinquante-trois ans, vint me consulter en janvier 1823.

Œil gauche. La cornée présente une taie large, et fort opaque. Le malade distingue difficilement à travers la partie supérieure de la cornée, la forme et la couleur des objets qui sont à un pouce de distance de l'œil. Jamais il n'a été en état de se conduire avec cet œil seulement.

Œil droit. La pupille est étroite, irrégulièrement quadrilatère, et sans mouvement. Depuis long-temps la vision s'affaiblit ; le malade ne peut plus lire, ni travailler aux ouvrages fins de son état.

Juillet 1823. Des pédiluves irritans, des laxatifs et le collyre appliqué sur les paupières, ont produit les effets suivans :

Œil gauche. L'albugo a perdu plus de la moitié de ses dimensions ; on aperçoit surtout à travers la partie supérieure de la cornée, une pupille ronde et mobile. La vision s'est fortifiée à un tel point que le malade peut lire à plusieurs pouces de distance, ce qu'il n'avait jamais fait.

Œil droit. Les angles de la pupille sont un peu arrondis ; l'iris a repris un peu de mouvement, et la vision assez d'énergie pour que le malade puisse lire et travailler comme avant l'affaiblissement de la vue.

L'usage du collyre ammoniacal est continué.

TREIZIÈME OBSERVATION.

Cécité par suite de taies.

Mlle. Anna, femme-de-chambre, âgée de cinquante ans, était depuis l'âge de sept ans et par suite de la petite vérole, privée de la vue du côté gauche. Depuis cette époque, elle ne percevait à l'aide de cet œil, que la lumière du jour.

1823. La cornée présentait une taie complétement opaque qui en recouvrait tout le centre : la pupille était invisible, la paupière supérieure offrait une tumeur très-dense de la grosseur d'un pois, qui gênait ses mouvemens, et couvrait le tiers supérieur de l'œil. Je proposai les applications sur les paupières de la pommade ammoniacale, comme propres à résoudre en partie la tumeur, la taie, et à exciter le système nerveux. Je ne pensais pas en effet que la taie malgré son opacité, fût capable à elle seule d'annuler sa vision.

La perte de cette faculté me paraissait donc dépendre à la fois de la taie, et d'une paralysie du nerf optique.

Après une quinzaine de jours de ce traitement, la tumeur avait perdu un peu de son volume, et les mouvemens des paupières étaient plus libres.

1er. mai 1823. La tumeur était beaucoup moins volumineuse, et avait beaucoup moins de consistance : elle n'offrait plus alors que les dimensions d'un grain de chenevis.

La taie paraissait avoir sensiblement diminué de volume et d'étendue. Je reconnaissais les mouvemens de l'iris, et je conseillai à la malade d'exercer l'œil gauche, en fermant l'œil droit.

Le 5 mai, elle fit devant sa maîtresse l'épreuve de son œil gauche, et ayant fermé l'œil droit qu'elle a toujours eu bon, elle put lire facilement et sans aucune fatigue, dans un livre d'église imprimé en assez gros caractères.

Juillet 1823. La tumeur palpébrale est entièrement effacée. Les dimensions de l'albugo ont encore diminué. Mlle. Anna peut lire de l'œil gauche, sans le fatiguer, plusieurs strophes imprimées en petits caractères.

QUATORZIÈME OBSERVATION.

Ophtalmie aiguë.

M. Leblanc, âgé de vingt-cinq ans, vint me consulter le 4 janvier 1823, ayant depuis plusieurs jours une inflammation de l'œil droit.

Symptômes. La conjonctive est très-rouge, et présente un commencement de chemosis. La cornée est trouble, la pupille très-dilatée, sans mouvement. La paupière supérieure est pesante, et s'abaisse presqu'involontairement. L'impression de la lumière est très-pénible, et oblige le malade à fermer l'œil. Avant l'ophtalmie, les parties superficielles et profondes de cet organe étaient affectées d'une douleur lancinante et gravative. Quand j'examinai le malade, ces symptômes locaux avaient encore plus d'intensité.

Malaise général, pouls élevé, langue un peu sèche, anorexie.

Œil gauche sain.

Je rapportai les symptômes généraux et locaux à une pléthore sanguine peu considérable, qui, du cerveau et de ses membranes, s'était étendue jusqu'à l'œil.

Sachant, d'après mes observations sur les différens états du cerveau et de ses annexes, que ces parties contiennent rarement une quantité de sang beaucoup plus grande qu'à l'ordinaire, dans les maladies les plus graves même, je m'occupai moins de l'évacuer abondamment, que de répartir sur une surface étendue et superficielle, la petite portion de ce fluide qui, par sa présence dans des parties plus ou moins profondes, gênait les fonctions de l'encéphale et de l'œil. En conséquence, j'appliquai à la nuque une ventouse scarifiée par laquelle j'évacuai deux onces de sang, au plus. Aussitôt après, la pesanteur et la douleur furent dissipées dans la tête, et dans l'œil. J'appliquai alors sur la paupière une très-petite quantité du collyre ammoniacal, et dès qu'il eut agi, le malade put ouvrir facilement l'œil, et distinguer tous les objets. La pupille était devenue plus mobile ; la conjonctive conservait la même rougeur et le même volume qu'auparavant. Je prescrivis une diète légère, des pédiluves irritans, et un laxatif. Le malade dormit beaucoup mieux que les nuits précédentes.

Le lendemain, l'ophtalmie était beaucoup moins intense que la veille. La langue était humide, il n'y avait plus de fièvre. La guérison fut complète dans l'espace de quatre à cinq jours.

QUINZIÈME OBSERVATION.

Autre Ophtalmie aiguë.

Madame Borderie, âgée de vingt-cinq ans, avait eu dans son enfance des oph᠁ ies qui ne s'étaient dissipées qu'à l'époque de la menstruation. En avril 1823, après des fatigues, des veilles, et des inquiétudes qu'elle eut à supporter pendant plus de huit jours, à l'occasion d'une maladie dangereuse de sa mère, elle fut affectée d'une inflammation de l'œil droit. On appliqua un grand nombre de sangsues, soit autour du col, soit près de l'œil, et un vésicatoire derrière l'oreille droite. Au bout d'un mois la malade était très-affaiblie, sans éprouver de soulagement : elle vint me consulter dans l'état suivant :

Les paupières étaient rouges, pesantes, très-gonflées, et enduites d'une matière jaune, épaisse. La conjonctive était épaissie, très-rouge, boursouflée, la cornée était couverte d'une large taie rouge et blanche, l'iris invisible, et la vision nulle. Cet œil ne pouvait supporter le jour. Il y avait en même-temps douleur vive dans les différentes parties de l'œil, insomnie. Les règles avaient diminué de quantité, et il se présentait quelques symptômes d'embarras intestinal.

Je fis sur la paupière l'application du collyre

ammoniacal. La malade fut soulagée immédiatement, Les mouvemens des paupières étaient re-
devenus libres, sans douleur, et l'œil percevait
les objets.

Je combattis l'embarras intestinal au moyen
de deux o.. 'ss. d'huile de palma-christi. Comme
les exacerbations de la douleur affectaient une
marche périodique, en ce qu'elles avaient lieu
chaque jour vers trois heures après-midi, et se
prolongeaient dans la nuit, je conseillai la potion
suivante.

℞ Infusion aqueuse de petite centaurée. . . . . . ℥ vj
  Sulfate de quinine. . . . . gr. xij
  Sirop de fleurs d'oranger. . . . . ℥ js

Dans l'espace de cinq à six jours, les symptômes inflammatoires avaient presqu'entièrement
cessé ; mais il se manifestait chaque jour, matin
et soir, à un faible degré seulement, de la rougeur, de la pesanteur, et une légère douleur ;
l'emploi du collyre ammoniacal dissipait immédiatement ces symptômes ; la guérison fut complète dans l'espace d'une quinzaine de jours.

Afin d'éviter les inconvéniens qui pouvaient
résulter pour l'œil, de la diminution des mens-
trues, je conseillai à la malade l'usage des ventouses sèches sur la partie interne des cuisses,
quelques jours avant l'époque périodique, l'invi-

tant à les réappliquer aux mêmes régions pendant la période même, au moment où elle s'apercevrait soit de la cessation de cette évacuation sanguine, soit de quelques symptômes d'ophtalmie. Ces précautions ne furent pas inutiles. Le troisième jour de la ménorrhée, il ne paraissait plus de sang depuis douze heures, et dans le même moment, lamalade avait senti de la céphalalgie et de la tension dans l'œil. Les ventouses sèches appliquées aux cuisses pendant deux heures, firent reparaître les règles, et cesser les symptômes qui se rapportaient à la tête et à l'œil. Le collyre ammoniacal fut appliqué simultanément, et avec avantage.

FIN.

IMPRIMERIE DE MARCHAND DU BREUIL,
Rue de la Harpe, n° 80.